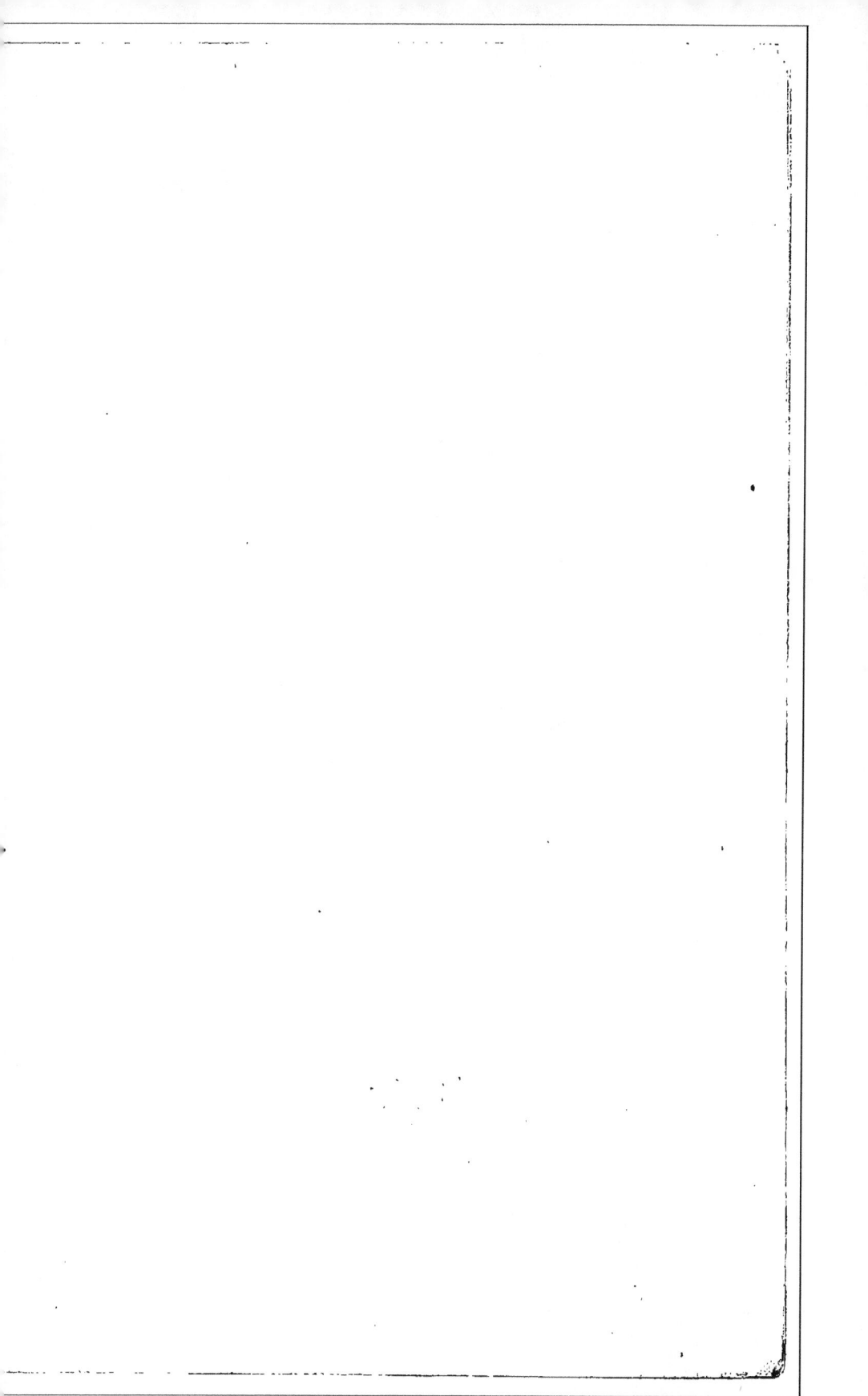

Tb ^{64}/24

MÉMOIRE

SUR LE

MAGNÉTISME ANIMAL,

ADRESSE

A MESSIEURS LES MEMBRES DE L'ACADÉMIE DES SCIENCES,
ET DE L'ACADÉMIE ROYALE DE MÉDECINE;

PAR P. FOISSAC,

DOCTEUR EN MÉDECINE DE LA FACULTÉ DE PARIS.

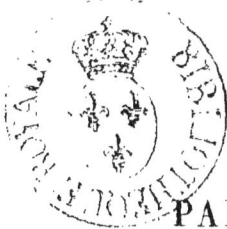

PARIS,

DE L'IMPRIMERIE DE DIDOT LE JEUNE,

IMPRIMEUR DE LA FACULTÉ DE MÉDECINE,

RUE DES MAÇONS-SORBONNE, N° 13.

AOUT 1825.

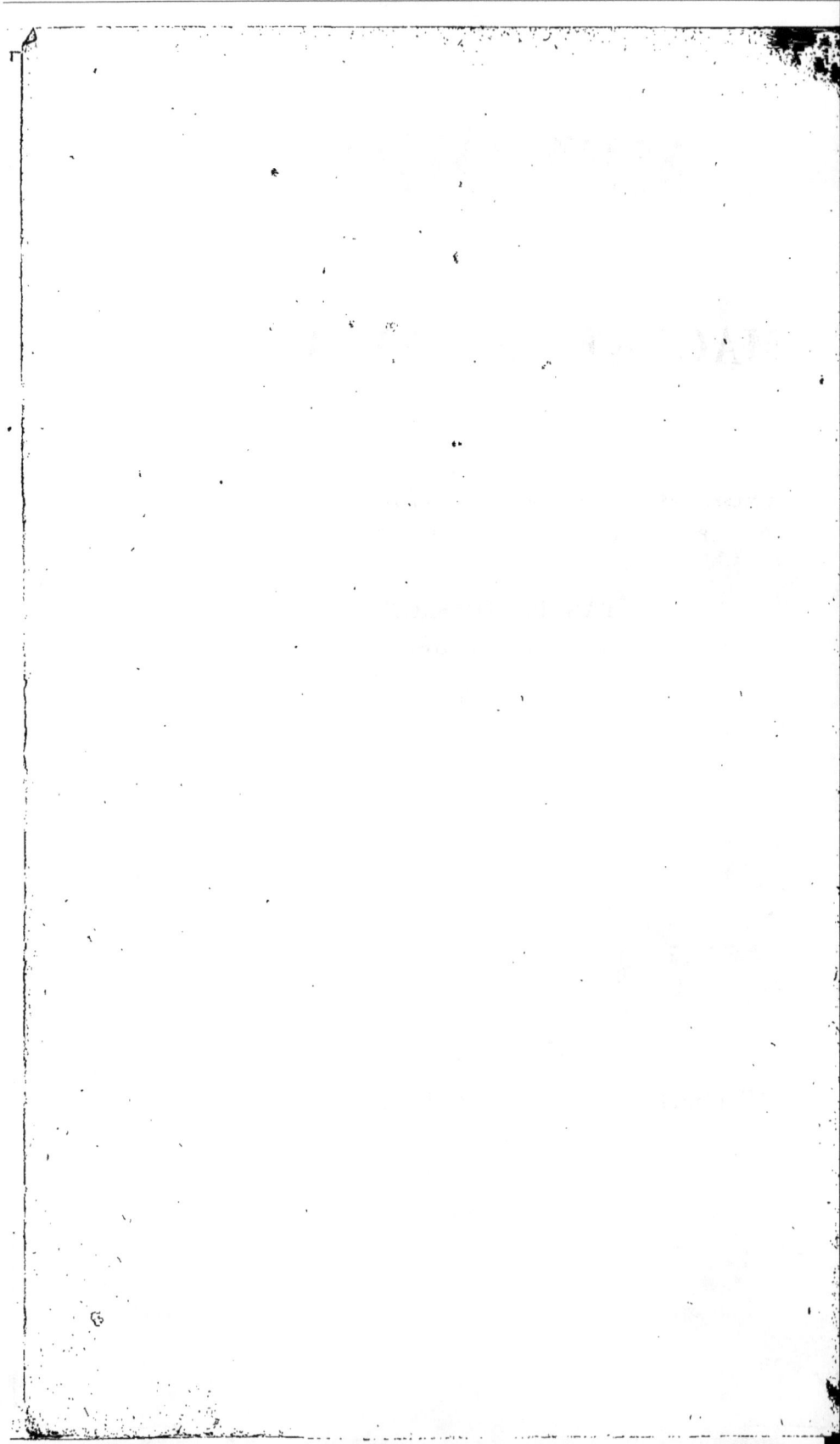

MÉMOIRE

SUR LE

MAGNÉTISME ANIMAL.

———⊶⬥⊷———

MESSIEURS,

Dans un mémoire qui a pour but de prouver le magnétisme animal, dois-je vous en retracer l'histoire depuis Mesmer et Puységur, qui l'élevèrent si haut, jusqu'à nos jours, qui l'ont vu tomber dans un discrédit presque universel?..... En m'engageant dans un pareil récit, que d'opinions erronées j'aurais à combattre! Combien de faits merveilleux à soutenir, et dont les témoins sont morts ou récusés! Quelle lutte j'engagerais non seulement avec mes contemporains, mais encore avec des savans qui ne vivent aujourd'hui que dans leurs écrits et dans la mémoire des hommes!

Le magnétisme se montra d'abord entouré de prestiges et de mystères, capable d'exalter l'esprit, et non de le convaincre; l'enthousiasme fanatique de quelques-uns, l'incrédulité poussée à l'excès de

quelques-autres; les nombreuses erreurs où tom-
bèrent ses prosélytes, et dont la principale était de
penser que toute personne, sans avoir égard à son
sexe, son âge, son tempérament, ses facultés, pou-
vait magnétiser avec fruit et ressentir à son tour les
effets du magnétisme; l'examen irrégulier que, sur
un tel principe (1), en firent les commissaires de
l'académie des sciences et de l'académie de médecine, tout, dès son origine, concourut à le perdre,
où du moins à paralyser sa marche et ses progrès.

Aujourd'hui de nouvelles et de nombreuses ob-
servations, des connaissances plus étendues sur le
véritable but du magnétisme et sur l'application
qu'on doit en faire réclament un nouvel examen.
Des esprits qu'égare la singulière illusion de croire
que leur opinion est l'opinion de tous ne manque-
ront pas de dire que la chose est jugée, le magnétisme dans l'oubli, et que pas un savant ne songe à
le ressusciter; mais du milieu de vous il s'élèvera
contre cette assertion des hommes revêtus de l'estime générale, qui s'étonnent que les médecins aient
négligé jusqu'à ce jour de faire sur une découverte
si importante des expériences définitives, concluan-
tes, dont les résultats seraient une conquête pour
les sciences, et une barrière contre les abus de l'i-
gnorance et de la cupidité.

Ainsi, faisant abstraction du passé, qui m'engage-
rait dans une discussion interminable, et fermant
le champ à l'imagination, qui crée des systèmes que

(1) On ne connaissait pas encore le somnambulisme.

d'un souffle la raison renverse et détruit, je me pro-
pose, Messieurs, de vous prouver par des faits simples, mais irrécusables, et la vérité et l'utilité du
somnambulisme provoqué par l'action du magnétisme animal (1).

Des points de contact si multipliés le rattachent à
la médecine, qu'on n'aurait jamais dû l'en séparer ;
il devrait même être considéré comme une branche
fort importante de la physiologie et de la thérapeutique. En effet, nul individu n'est susceptible de
somnambulisme, s'il n'est actuellement malade, ou
d'une constitution extrèmement frèle et délicate.
Indépendamment de cette disposition physique, il
est dans l'ordre moral et intellectuel des conditions
plus puissantes encore, dont quelques-unes me sont
connues ; les autres deviendront un objet de recherches du plus haut intérêt.

Quel phénomène extraordinaire pour les physio-
logistes qu'une personne soumise à l'action du magnétisme animal, qui, perdant par degrés le senti-
ment de l'existence, s'endort d'un sommeil profond,
et reste plongée dans un néant absolu ! Mais aussitôt
que le magnétiseur lui parle, une nouvelle vie se
développe, la sphère de ses connaissances s'agrandit,
et déjà se manifeste cette faculté si précieuse que les

---

(1) J'ai omis à dessein de parler ici de l'action directe du magnétisme
animal sur les maladies, d'abord parce qu'il s'agit de le prouver avant
de le considérer sous toutes ses faces ; ensuite, parce que je regarde le
somnambulisme comme le résultat le plus convaincant, le plus utile, et le
plus extraordinaire du magnétisme. Je traiterai cette question dans un
autre mémoire.

premiers magnétiseurs appelèrent *intuitive* ou *lucidité*, et sur laquelle je fixerai toute votre attention, parce qu'en elle réside tout le magnétisme. Par elle, les somnambules (1), au moins ceux que j'ai vus, et que je puis soumettre à votre observation, reconnaissent les maladies dont ils sont affectés, les causes prochaines ou éloignées de ces maladies, leur siége (2), leur prognostic, et le traitement qui leur convient.

Ce qu'ils font pour eux, ils le font avec la même précision pour leur magnétiseur; celui-ci leur communique même une partie de ses goûts et de ses connaissances; ses maladies, ses plaisirs, ses chagrins, sont ressentis par les somnambules. Avec un tel moyen de distinguer le vrai du faux, tout magnétiseur qui trompe est à mes yeux une dupe aveugle, ou un imposteur éclairé.

En posant successivement la main sur la tête, la poitrine et l'abdomen d'un inconnu, les somnambules en découvrent aussitôt les maladies, et les douleurs et les altérations diverses qu'elles occasionnent; ils indiquent, en outre, si la cure est possible, facile ou difficile, prochaine ou éloignée, et quels moyens doivent être employés pour atteindre ce résultat par la voie la plus prompte et la plus sûre.

(1) Je dis *somnambules* au masculin, parce que c'est la règle; je devrais toutefois y déroger et le faire féminin : je n'ai rencontré des somnambules magnétiques que parmi les femmes, et j'estime que bien peu d'hommes, si l'on en trouve, sont susceptibles de le devenir.

(2) Ils ne peuvent par eux-mêmes nommer l'organe malade ou la fonction lésée, si dans l'état de veille ils n'ont point quelque idée de cet organe et des fonctions qu'il remplit.

Dans cet examen, ils ne s'écartent jamais des principes avoués de la saine médecine; je vais plus loin, leurs inspirations tiennent du génie qui animait Hippocrate.

Combien de maladies dont les causes sont ignorées, les symptômes trompeurs, et le siége incertain! Et dès-lors sur quelles bases asseoir un traitement rationnel? Si le tiers ou la moitié des enfans meurt avant l'âge de huit ans, ne doit-on pas attribuer cette grande mortalité autant à l'incertitude des signes de maladies qu'à la fréquence et à la gravité de ces dernières dans une organisation trop faible pour résister à tant d'orages?

Combien de doutes en médecine! et l'on sait encore que ceux qui doutent sont les plus sages. Ici la nature de la maladie échappe; là, c'est le traitement, et quelquefois l'un et l'autre. Ferai-je le tableau des maladies qui sont le désespoir des praticiens, qui s'aggravent de jour en jour, s'exaspèrent par les médicamens, et passent pour incurables? Pour ne parler que des plus simples, ne voit-on pas des syphilis héréditaires ou acquises, les scrophules, les squirrhes ou cancers internes, la goutte, les coliques chez les femmes, la coqueluche, la céphalalgie résister aux efforts le plus habilement dirigés de la thérapeutique? Comment reconnaître avec certitude une disposition prochaine à la phthisie, certains anévrismes internes, ceux de l'aorte, par exemple; les affections organiques du foie, de la rate, de la matrice? Quelle nomenclature de maladies intraitables que ces né-

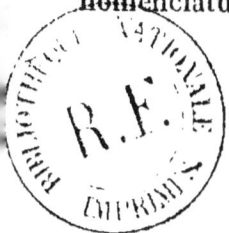

vroses, l'épilepsie, la manie, l'hydrophobie, les convulsions, la paralysie, l'asthme, l'hystérie, souvent
confondues avec des phlegmasies ou des lésions organiques ! et quel triomphe pour le magnétisme,
s'il est vrai que les somnambules dissipent l'obscu-
rité qui enveloppe leur diagnostic, et jette sur leur
traitement une lumière consolante !

Quoique ce soit promettre beaucoup, je n'hésite
point à le faire. Il n'est pas de maladie aiguë ou chro-
nique, simple ou compliquée, je n'en excepte aucune de celles qui ont leur siége dans l'une des trois
cavités splanchniques, que les somnambules ne puissent découvrir et traiter convenablement ; car il n'en
est pas de même de celles qui siégent aux membres
et à la surface du corps, si elles n'excitent une réac-
tion générale et ne troublent aucune fonction es-
sentielle.

Déjà un grand nombre de fois, j'ai fait une heureuse application du magnétisme animal au traitement de maladies qui jusqu'alors avaient été méconn-
nues ou regardées comme incurables ; je m'en suis
aidé avec le même succès dans les maladies ordi-
naires connues par leurs symptômes, leur marche,
et leur terminaison ; et j'ai toujours observé que les
indications fournies par les somnambules étaient
pleines de sagacité, de précision et de certitude.

Il n'est pas nécessaire, Messieurs, d'insister da-
vantage sur l'utilité du magnétisme animal ; il s'agit
maintenant d'en prouver la réalité, et de vous pré-
senter les somnambules lisant dans la structure intime

des organes les plus cachés. Prenez en ville, au bu-
reau central, ou dans les hospices, trois ou cinq
maladies (1) des plus franches et des plus caractéri-
sées ; elles formeront le sujet d'une première épreuve :
vous ferez choix, pour la seconde, des plus compli-
quées et des plus obscures : les somnambules, j'en
réponds, feront briller leur sagacité en raison des
difficultés. Sans adresser de questions qui puissent
les éclairer, ils indiqueront la nature de la maladie,
son siége, son étendue, sa marche ordinaire, les
chances d'une terminaison heureuse ou funeste, et
le traitement le plus approprié. Ces expériences se-
ront renouvelées autant de fois qu'il conviendra pour
vous donner une entière conviction ; des commissaires nommés par vous, en suivront les détails, vous
en feront leur rapport, auquel j'ajouterai le mien.
Si vous n'êtes pas satisfaits de leurs opérations, vous
en choisirez d'autres ; si j'avais à me plaindre d'eux,
j'aurais aussi la faculté d'en désigner. La vérité ne
saurait échapper à des recherches aussi rigoureuses.
Après deux années d'épreuves journalières faites

(1) Pour éviter le conflit des opinions qui partagent aujourd'hui les médecins, j'ai groupé quelques maladies qui me paraissent propres à faire la
matière d'un premier examen. Ce sont les suivantes : l'angine et ses espèces,
y compris le croup ; le catarrhe pulmonaire, la gastrite et l'entérite, l'a-
rachnitis, la pleurésie et la péritonite, la céphalite, la pneumonie, l'hé-
patite et la métrite, la goutte, l'hématémèse et l'hémoptysie, l'épilepsie,
la danse de Saint-Guy, les convulsions, la manie, les coliques, la céphalalgie et l'hystérie, la syphilis constitutionnelle, le scorbut, les scrophules,
le cancer de l'estomac, celui du cœcum et celui de la matrice, la phthisie
pulmonaire, le carreau, les anévrismes du cœur et de l'aorte, l'hydrocé-
phale, l'hydrothorax, et les vers intestinaux.

dans les circonstances les plus favorables, et qui tendent non-seulement à me confirmer dans mes premiers résultats, mais encore à les multiplier; je me prononce ouvertement en faveur du magnétisme. Le vœu des gens éclairés qui furent témoins de mes expériences, et, par-dessus tout, le besoin de propager les bienfaits de cette grande découverte, tout enfin me porte aujourd'hui à venger le magnétisme de l'oubli et du dédain qui le poursuivent encore. Pour l'élever au rang qu'il doit occuper parmi les sciences d'observation, c'est à vous, Messieurs, que j'adresse un premier mémoire; à vous, qui avez dérobé tant de secrets à la nature, que la reconnaissance des hommes a ennoblis de toutes les illustrations dues au mérite, au travail, au courage, et qui devez les premiers dire à vos concitoyens : Voilà une erreur, nous la proscrivons; voilà une vérité, elle devient notre partage, nous l'adoptons.

Nota. Les personnes qui désirent avoir des renseignemens plus étendus sur le magnétisme animal peuvent s'adresser à M. Foissac, d. m., rue des Prouvaires, n° 8. On le trouve tous les jours chez lui d'une heure à deux heures.

www.ingramcontent.com/pod-product-compliance
Lightning Source LLC
Chambersburg PA
CBHW050409210326
41520CB00020B/6529